LES

SEULES AFFECTIONS JUSTICIABLES

DE

BAGNOLES-DE-L'ORNE

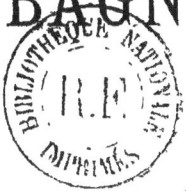

(Etude exclusivement clinique)

par

le Docteur H. HANNEQUIN

ANCIEN INTERNE DES HOPITAUX DE PARIS

MÉDECIN CONSULTANT A BAGNOLES-DE-L'ORNE

PARIS

IMPRIMERIE TYPOGRAPHIQUE JEAN GAINCHE

15, rue de Verneuil, 15

—

1903

LES

Seules Affections justiciables

DE

BAGNOLES-DE-L'ORNE

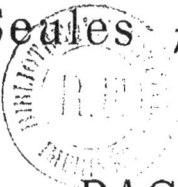

LES
SEULES AFFECTIONS JUSTICIABLES

DE

BAGNOLES-DE-L'ORNE

(Etude exclusivement clinique)

par

le Docteur H. HANNEQUIN

ANCIEN INTERNE DES HOPITAUX DE PARIS

MÉDECIN CONSULTANT A BAGNOLES-DE-L'ORNE

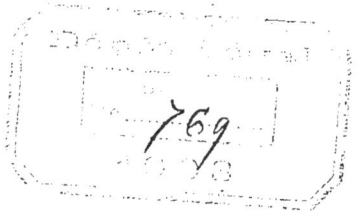

PARIS

IMPRIMERIE TYPOGRAPHIQUE JEAN GAINCHE

15, rue de Verneuil, 15

—

1903

AVANT-PROPOS

Je mentionnerai exclusivement dans cette étude
*les seules affections justiciables de Bagnoles-de-
l'Orne;* je dis les seules, car une station qui a la
bonne fortune de jouir d'une efficacité aussi remar-
quable dans tout un groupe d'affections si rebelles,
doit se spécialiser complètement et ne réclamer que
les malades qui en sont atteints ; elle arrive ainsi à
posséder une réputation indiscutable, une renommée
universelle qui va sans cesse grandissant avec le
nombre des cures obtenues.

A dessein, je passerai sous silence la composition
et l'action physiologique de l'eau minérale, l'une
et l'autre intéressent peu le médecin traitant ; ce
qu'il veut avant tout connaître, *ce sont les résultats
cliniques obtenus*, *ce sont les indications thérapeu-
tiques* qui lui serviront de guide dans le choix des
malades à envoyer à la station. Je me contenterai

de dire, pour l'intelligence des faits qui vont suivre, que l'eau de Bagnoles possède une action légèrement excitante, qui réveille les réactions languissantes des organismes affaiblis, et une action vaso-constrictive toute spéciale sur les fibres musculaires lisses des veines, des veinules et des petits vaisseaux ; double action qui en fait *une eau doucement résolutive, hautement décongestionnante, éminemment régulatrice de la circulation.*

Indications thérapeutiques

Les affections veineuses, les affections uté-
rines et les rhumatismes chroniques coïn-
cidant avec une lésion veineuse, ou un état
douloureux des veines, sont seules justiciables
de Bagnoles-de-l'Orne.

I

Les affections veineuses constituent l'in-
dication dominante, la spécialisation
de la station.

Cette spécialisation est tellement connue des
médecins qu'aucun d'eux ne peut prononcer le
nom de Bagnoles-de-l'Orne sans y associer celui
des affections qui en sont le plus justiciables.
Bagnoles est de plus en plus le rendez-vous
des convalescents de phlébite, des variqueux,
des hémorrhoïdaires, en un mot, *de tous les*
malades qui souffrent de leurs veines, ou dont
la circulation veineuse est défectueuse, car

qu'il s'agisse d'un simple trouble fonctionnel ou d'une lésion organique, les résultats obtenus sont tellement favorables dans l'immense majorité des cas, que les plus incrédules finissent par être convaincus et que chaque année voit augmenter le nombre des malades qui viennent lui demander, non pas la remise à neuf de leurs veines altérées, mais la disparition aussi complète que possible des troubles dynamiques et matériels engendrés par la lésion de ces vaisseaux, car ce que Bagnoles fait disparaître, *ce n'est pas la lésion organique constituée, ce sont les troubles, les suites, les conséquences immédiates ou lointaines que cette lésion détermine.*

*
* *

Dans les suites de phlébites récentes, ce que Bagnoles fait disparaître, ce n'est pas le caillot déjà transformé en tissu fibreux quand le malade arrive à la station, ce n'est pas l'oblitération de la veine, à tout jamais perdue pour la circulation quand l'inflammation a été vive ; c'est, en première ligne, la gêne circulatoire, la congestion passive, la stase sanguine, l'œdème de cause mécanique engendrés par le barrage vasculaire ; contre ces différents troubles l'eau de Bagnoles est souveraine. *Il lui suffit d'exercer son action constrictive spéciale sur les fibres musculaires lisses des petits vaisseaux*, pour activer le cours du sang dans les réseaux veineux superficiels et profonds ; cette activité circulatoire fait cesser la stase et crée un courant endosmotique qui entraîne rapidement dans le torrent circulatoire la sérosité épanchée dans les tissus, pour être éliminée par les reins ; aussi quand le gonflement, l'impotence et les douleurs du membre récemment atteint de phlébite sont dus presque uniquement à des troubles circulatoires, les résultats cliniques obtenus sont véritablement remarquables. Le malade arrive à la station avec une jambe encore volumineuse, pesante, lourde, douloureuse, pouvant à peine faire quelques pas soutenu par des béquilles, une canne, ou le bras d'une aide ; il en repart débarrassé complètement, ou à peu près, de toutes ses infirmités. C'est, en seconde ligne, l'œdème inflammatoire ou l'œdème de formation ancienne ; ce sont les exsudats plus denses épanchés dans les tissus, dans les parois vasculaires et leur voisinage, symptômes dépendant plus directement de l'inflammation veineuse ; ce sont les douleurs congestives, les phlébalgies ; ce sont enfin les raideurs articulaires et péri-articulaires provoquées par la longue immobilisation du membre et aussi, ce que l'on oublie très souvent, par l'inflammation, par l'hydarthrose, non pas chronique, mais subaiguë de l'articulation voisine de la veine enflammée, complication fréquente de la phlébite. Contre ces différents troubles, l'eau de Bagnoles est moins efficace ; son action doucement résolutive est plus lente à se faire sentir ; *aussi faut-il de toute nécessité lui venir en aide et avoir recours aux moyens adjuvants de la cure thermale* qui, employés concurremment avec elle, assurent la guérison du malade, *à l'effleurage des veines* pour faire disparaître les douleurs congestives, *au massage des muscles* pour provoquer la disparition de l'œdème de formation ancienne emprisonné dans les mailles du tissu cellulaire épaissies ; *à la mobilisation* des articulations pour rompre les raideurs articulaires et périarticulaires.

Dans les suites de phlébite ancienne, l'œdème, les douleurs et la gêne des mouvements qui surviennent en dehors de toute complication inflammatoire, c'est-à-dire en dehors d'une rechute ou d'une récidive de l'affection primitive, sont dus : l'œdème, soit à l'atonie, à la fatigue, à l'insuffisance des voies de suppléance, soit à un trouble trophique qui détermine l'épaississement des couches profondes du derme et une véritable hypertrophie éléphantiasique du membre atteint ; les douleurs et la gêne des mouvements, soit à de simples

troubles circulatoires, soit à la dilatation variqueuse des veines profondes et tout spéciale-
ment des veinules qui cheminent autour des
nerfs, des *veina nervorum*, dilatations variqueuses qui sont si souvent le point de départ
d'une névrite interstitielle caractérisée par une
sclérose extra et intra-fasciculaire rayonnant
autour de ces veinules variqueuses ou enflammées. *Employée seule, l'eau de Bagnoles donne
d'excellents résultats, mais ces résultats sont
infiniment supérieurs quand à son action on
associe celle des moyens adjuvants de la cure
thermale.*

*Dans les varices des membres inférieurs et
dans toutes les dilatations variqueuses* en
général, ce que l'eau de Bagnoles fait disparaître, ce n'est pas la faiblesse organique, ce
n'est pas le défaut de résistance héréditaire
des parois veineuses, cause primordiale des
varices, ce n'est pas la sclérose de ces vaisseaux déjà constituée, c'est-à-dire la sclérose
à la phase ultime de son évolution, c'est la
stase sanguine qui en résulte et les troubles
fonctionnels auxquels elle donne naissance,
les sensations de pesanteur, de lourdeur,
de douleurs distensives, d'engourdissement,
de fourmillements, d'inquiétudes, de fatigue, de gêne, d'arrêt, de crampes, provoquées les unes par la pression excentrique du

sang sur les parois vasculaires, les autres par l'irritation ou l'inflammation des nerfs du voisinage ; ce sont les phénomènes d'inflammation lente, de phlébite et de périphlébite des *veina veinorum*, de capillarite et de péri-capillarite qu'elle détermine ; ce sont les indurations et les nodosités douloureuses qui, faisant appel aux tendances congestives et névralgiques de la diathèse chez les neuro-arthritiques, deviennent si souvent le point de départ de phlébalgies tenaces et rebelles et constituent une cause prédisposante puissante de phlébite variqueuse ; ce sont même les lésions irritatives péri-capillaires, point de départ de la phlébosclérose quand elles ne sont encore qu'à leur début, c'est-à-dire à la période de prolifération conjonctive, formées uniquement de cellules embryonnaires. Ici, comme dans les suites de phlébite, l'action décongestionnante de l'eau est rapide, son action résolutive est lente. Ici, comme dans les suites de phlébite, l'eau de Bagnoles fait rapidement disparaître les phénomènes de stase, mais lentement les phénomènes d'inflammation chronique qu'elle a déterminés ; aussi, dans les varices internes caractérisées exclusivement ou presqu'exclusivement par des phénomènes de congestion passive, les altérations vasculaires n'ayant pas eu le temps de se produire encore, voit-on l'amélioration survenir d'une façon très rapide. Il suffit pour

s'en convaincre d'observer les malades atteints
de varices profondes qui viennent à la station.
A leur arrivée, ils se plaignent tous de sensations de lourdeur, de pesanteur et d'engourdissement du membre malade, ils se fatiguent
vite et sont forcés de se reposer à chaque instant, sinon ils sont pris de crampes douloureuses qui viennent révéler l'état de distension
de leurs veines variqueuses et l'irritation des
nerfs qui cheminent à côté d'elles.

A la fin de la cure et parfois plus tôt, tous
ces symptômes douloureux, tous ces troubles
fonctionnels ont disparu ou se sont notable-
ment atténués. Si l'action de l'eau de Bagnoles
est plus lente dans les varices superficielles,
c'est qu'elle a à combattre, à la fois, l'élément
congestif et inflammatoire, la stase et les
lésions matérielles engendrées, mais elle n'en
est pas moins efficace ; si le malade conserve la
faiblesse organique de ses veines, il a retrouvé
en partie la contractilité des fibres musculaires lisses qui contribuent à en former les
parois, il a retardé l'évolution des lésions sclé-
reuses qui finissent à la longue par déterminer
la dégénérescence des canaux vasculaires, il a
prévenu, il a conjuré la phlébite variqueuse
qui le menaçait.

Si les varices sont de formation récente, si
elles ont été provoquées par des marches prolongées, si elles sont survenues dans la conva-

lescence d'une maladie infectieuse comme la grippe, par exemple, l'action de l'eau de Bagnoles se fait rapidement sentir, la fibre musculaire lisse retrouve vite sa contractilité, les varices disparaissent complètement. Quand, au contraire, les parois vasculaires sont depuis longtemps altérées, il ne faut plus compter sur le retour à l'état normal des veines variqueuses ; ce que l'on peut espérer et ce que l'on obtient, c'est la diminution de la saillie qu'elles forment, c'est la disparition de l'œdème et des sensations douloureuses qui les accompagnent, et c'est là encore un résultat très appréciable, car si le malade conserve ses varices, il n'en souffre plus et se trouve à l'abri des complications à venir.

Les moyens adjuvants de la cure jouent un rôle beaucoup moins important dans le traitement des varices que dans le traitement des suites de phlébite. On ne doit et on ne peut employer ici que l'effleurage des veines pour faire cesser les douleurs d'origine névralgique ou congestive, douleurs si tenaces et si rebelles dont souffrent tant de névropathes variqueux ; dans l'immense majorité des cas on arrive à les faire disparaître complètement, ou à les atténuer d'une façon notable. *Quant au massage, il constitue une pratique absolument détestable ; on ne doit jamais, jamais masser un membre variqueux*, attendu que si l'inflam-

mation d'une veine variqueuse provoque souvent de la fièvre et des phénomènes réacti on-
nels marqués, évidents, elle évolue parfois,
sournoisement, sans déterminer aucune éléva-
tion de température, sans provoquer aucune
réaction veineuse, par conséquent sans déterminer aucune adhérence solide du caillot. Je
signale aussi, en passant, le mauvais effet des
bains trop chauds à 36°, 37° chez les malades
variqueux et les convalescents de phlébite qui
souffrent de leurs veines.

Dans les hémorrhoïdes ce que l'eau de Bagnoles fait disparaître, ce n'est pas la faiblesse
organique des veines ano-rectales qui, comme
les varices des membres inférieurs, ne sont que
la manifestation locale d'un trouble de nutrition généralisé à une plus ou moins grande
étendue du système veineux; ce sont les
troubles physiques et fonctionnels liés à
l'existence des dilatations variqueuses des
veines hémorrhoïdales; ce sont les éraillures
superficielles de la muqueuse qui facilitent
l'introduction des germes infectieux dans les
vaisseaux; ce sont les phénomènes d'irritation
et d'inflammation, de phlébite hémorrhoïdaire,
point de départ fréquent, mais non exclusif,
des poussées fluxionnaires et des crises hémorrhoïdaires; ce sont les tuméfactions douloureuses, les engorgements érectiles qui persis-

tent après la disparition de ces crises; les
exulcérations, excoriations et fissures dont les
bourrelets hémorrhoïdaux sont le siège; les
paquets d'hémorrhoïdes habituellement procidentes à travers un sphincter relâché; ce sont
enfin les suintement séreux et séro-purulents
auxquels ils donnent lieu et qui irritent toutes
les parties voisines; ce sont aussi les phénomènes de pléthore que l'on observe si fréquemment chez les arthritiques goutteux
hémorrhoïdaires.

Les douches anales, périnéales et lombai-
res employées séparément, ou simultané-
ment, sont aussi indispensables dans le traitement des hémorrhoïdes que les irrigations
vaginales chaudes et prolongées le sont,
comme nous le verrons plus loin, dans les
affections utérines. Employées aussi chaudes
que le malade peut les supporter, elles combattent l'élément douloureux, congestif et inflammatoire, elles décongestionnent les veines
engorgées et provoquent la résolution des
exsudats interstitiels épanchés dans l'épaisseur
de leurs parois, elles exercent, de plus, une
action astringente et constrictive sur les mu-
queuses dans lesquelles serpentent les veines
variqueuses. Quand les malades arrivent à
Bagnoles avec une poussée fluxionnaire, en
puissance, si je puis m'exprimer ainsi, elles la
font rapidement aboutir et cela sans souffrance;

ce dégorgement des veines malades facilite les effets ultérieurs de la cure ; on voit rapidement disparaître les suintements séreux et les exulcérations qui leur donnaient naissance, les bourrelets d'hémorrhoïdes externes, décongestionnés, diminuent de volume, les paquets d'hémorrhoïdes internes, habituellement procidentes, et ayant perdu droit de domicile, pour ainsi dire, rentrent peu à peu dans le rectum et le malade quitte Bagnoles à peu près débarrassé des accidents qui avaient motivé sa cure. Les bons effets de cette cure sont d'autant plus salutaires, que les accidents affectent une forme plus chronique, que l'eau, par conséquent, peut être employée à une température plus élevée. Le résultat est plus lent, mais tout aussi sûr s'il existe encore un certain degré d'acuité qui nécessite l'emploi d'une eau moins chaude. Quant aux bains de siège dont on a tant usé et abusé autrefois, ils sont à rejeter complètement. J'en dirai autant de la douche rectale qui ne fait qu'augmenter la turgescence des hémorrhoïdes et qui, comme eux, ne donne que de mauvais résultats.

*
* *

Sont également justiciables de Bagnoles-de-l'Orne, dans le groupe des affections veineuses :

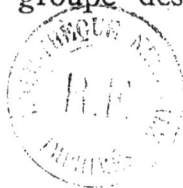

1° *Les varices des veines spermatiques (varicocèle)* qui ne sont que gênantes, en général, mais qui peuvent donner naissance à une véritable douleur névralgique présentant tous les caractères de la névralgie testiculaire.

2° *Les dilatations variqueuses des veines du petit bassin, les varices pelviennes* si fréquentes dans les affections utérines et péri-utérines, où prédominent les phénomènes de congestion passive et de stase veineuse.

3° *Les troubles circulatoires périphériques aussi bien capillaires que veineux, proprement dits*, les congestions passives, les phénomènes de stase cutanée provoqués, soit par la faiblesse ou l'altération des parois vasculaires, soit par le défaut de stimulus nerveux, par l'atonie des centres vaso-moteurs et caractérisés par *une teinte légèrement cyanique des téguments, par le développement excessif des réseaux veineux superficiels*, par la présence *de marbrures, de veinosités, de varicosités, de rougeurs* passagères ou durables, localisées ou diffuses à la face et aux membres inférieurs, spécialement, dans ce dernier cas, aux cuisses, à la partie inférieure des jambes et aux pieds (*pieds rouges dans la situation verticale* par parésie des vaso-constricteurs), signes révélateurs d'une circulation capillaire défectueuse, d'une mauvaise tenue des vaisseaux à sang noir, que

l'on rencontre à toutes les périodes de l'existence, mais plus fréquemment chez la femme
au voisinage de la ménopause.

4° *Les troubles congestifs de la ménopause
caractérisés*, à la fois, par des phénomènes
de congestion active et de stase semblant être
sous la dépendance d'un trouble profond de
l'innervation vaso-motrice déterminé par la
suppression plus ou moins brusque d'une des
principales fonctions de l'économie, se traduisant par des poussées congestives du côté de
la face et des différents organes, notamment
par des congestions et des hémorrhagies utérines abondantes qui peuvent provoquer une
récidive et parfois même une première atteinte
de phlébite, coïncidant, en général, avec des
dilatations variqueuses multiples, varices pelviennes, varices des veines ano-rectales, varices des membres inférieurs, varices des vei-
nales sous-cutanées, varicosités et rougeurs
signalées dans le chapitre précédent

5° *Les états congestifs inflammatoires ou douloureux des veines* qui sont l'une des manifestations les plus fréquentes de la diathèse
neuro-arthritique, du rhumatisme et de la
goutte.

a) Périphlébite rhumatismale ou goutteuse.

b) Rhumatisme veineux coïncidant avec du

rhumatisme articulaire, ou existant en dehors de lui à l'état d'affection isolée.

c) *Phlébalgie* dont souffrent tant de névro-pathes variqueux, convalescents de phlébite, ou dont les veines sont simplement irritables et non altérées, provoquées dans l'immense majorité des cas par des congestions passives ou actives de nature diathésique.

d) *Eréthisme veineux douloureux* semblant dû à un spasme primitif des parois veineuse se produisant en dehors de tout mouvement congestif, manifestation locale du nervosisme, de l'état névropathique du sujet.

e) *Névralgies variqueuses et, tout spéciale-ment, sciatique variqueuse* ayant pour cause une névrite provoquée par l'inflammation des petites veines des nerfs, des *veina nervorum*.

II

Les affections utérines caractérisées par le défaut de régression, par l'atonie des fibres musculaires lisses du parenchyme utérin et des parois vasculaires, par la congestion passive de l'organe, constituent la seconde indication dominante de Bagnoles-de-l'Orne.

En premier lieu viennent les états pathologiques utérins, non infectieux, que Doléris a décrits le premier sous le nom de *fausses métrites* pouvant devenir et devenant très souvent le point de départ d'une métrite vraie, c'est-à-dire infectieuse, en fournissant un terrain de culture favorable aux agents pathogènes, mais constituées uniquement avant toute invasion microbienne par des phénomènes de régression incomplète, de congestion passive ou d'engorgement.

a) Etats de subinvolution utérine si fréquents chez les femmes qui ont eu des grossesses répétées à trop brève échéance, et caractérisés par la lenteur, le retard, l'arrêt ou l'absence d'involution, c'est-à-dire de retrait, de régression de l'organe qui, au lieu de revenir à son état normal après deux mois révolus, reste volumineux avec des vaisseaux veineux et lympathiques, largement ouverts à toutes les invasions microbiennes.

b) *Congestions utérines* englobant lès fausses métrites des vierges et de la ménopause, survenant en dehors de toute infection utérine chez des neuro-arthritiques que l'on qualifiait hier encore de fausses utérines et sur lesquelles Siredey appelait tout récemment l'attention, congestions rendant les règles si douloureuses et la conception si difficile chez la jeune femme pour laquelle elles sont une cause fréquente de stérilité, passagères chez elles, mais augmentant de fréquence, d'intensité, de durée avec la maternité, finissant par devenir permanentes à l'époque de la ménopause, déterminant à la longue des lésions irritatives péri-vasculaires qui deviennent le point de départ d'une inflammation interstitielle ne tardant pas à envahir la totalité de l'organe et à donner naissance à ces gros utérus scléreux décrits par Richelot, dans son étude sur la sclérose utérine.

c) *Engorgements utérins des anciens au-*

teurs, engorgements mous caractérisés par des phénomènes de congestion passive et de stase, engorgements durs ou hypertrophiques déterminés par l'hypertrophie des éléments musculaires et conjonctifs de l'organe sans atrophie consécutive.

En second lieu viennent les métrites vraies, c'est-à-dire infectiéuses, *les métrites chroniques dans lesquelles prédominent les lésions parenchymateuses*, constituées, à la fois, par l'hypertrophie et l'hyperplasie des fibres musculaires lisses et des éléments conjonctifs de l'organe donnant naissance à ces gros utérus congestionnés, mous, douloureux, sujets à des poussées fluxionnaires qui provoquent à chaque instant des recrudescences et des rechutes plongeant la malade dans le découragement, la tristesse et la neurasthénie.

Mais aux grands bains généraux, il est absolument nécessaire d'adjoindre, ici, les grandes irrigations vaginales chaudes et pro - longées qui constituent le traitement, par excellence, des affections utérines caractérisées par le défaut de régression, la stase sanguine, ou l'inflammation chronique de l'organe ; données à la température de 40 à 48°, selon les cas, pendant toute la durée du bain, les irrigations vaginales font contracter énergiquement la fibre utérine et la paroi des vaisseaux, combattent l'inertie et la stase, exercent une action profondément décongestionnante et résolutive sur tous les organes du petit bassin et en particulier sur les gros utérus incomplètement involués ou gorgés · de sang [et] de sérosité.

III

Les rhumatismes chroniques, simples, partiels, d'Heberden, noueux, coïncidant avec une lésion veineuse en cours d'évolution, avec un état douloureux des veines, ou une altération des parois vasculaires n'existant encore qu'à l'état latent, constituent la troisième et dernière indication principale de Bagnoles-de-l'Orne.

Cette coïncidence est extrêmement fréquente, elle existe dans la grande majorité des cas, elle passe très souvent inaperçue. Un arthritique arrivé à l'âge de quarante cinq à cinquante ans souffre de douleurs articulaires, dans les genoux par exemple ; c'est l'époque où le processus arthritique se traduit par des lésions congestives, ou dégénératives, d'âges différents, portant à la fois sur les tissus articulaires, péri-articulaires et sur les vaisseaux. Les lésions articulaires étant plus anciennes, ou plus accentuées, se traduisent par des symptômes qui attirent l'attention : douleurs, gêne à la marche, craquements articulaires, parfois légère hydarthrose, etc. ; les lésions veineuses n'étant encore qu'à leur début ne se traduisent par aucun signe révélateur. Il suffirait alors de promener les doigts sur le trajet des saphènes pour provoquer une douleur qui mettrait sur la voie du diagnostic. On envoie le malade à Aix, à Bourbonne ou dans toute autre station thermale pour y être soumis aux pratiques actives usitées en pareil cas, à la douche et au massage ; le léger traumatisme exercé sur la veine suffit pour rendre apparente la lésion vasculaire qui n'existait, juqu'alors, qu'à l'état latent, pour déterminer une phlébite ou une périphlébite. J'ai un certain nombre d'observations de phlébite qui ont cette origine. Chez ces malades, dont les parois veineuses sont altérées, la moindre cause occasionnelle suffit, parfois, pour provoquer l'apparition ou le retour de l'inflammation vasculaire ; c'est le plus souvent une fatigue, un traumatisme, une entorse, l'inflammation de l'articulation voisine ; c'est parfois un traitement thermal trop intensif, un simple bain de pieds trop chaud, trop prolongé ; c'est assez souvent, chez la femme, à la ménopause une violente poussée utérine qui provoque la phlébite.

*
* *

Je ne veux pas m'étendre plus longuement sur les différentes affections justiciables de Bagnoles-de-l'Orne, elles sont trop connues de tous ; je. veux seulement faire remarquer :

1º Que beaucoup de ces affections, varices, hémorrhoïdes, troubles de la circulation veineuse périphérique, états congestifs ou douloureux des veines, varicocèle ou congestions utérines, rhumatisme chronique, rhumatisme veineux, sciatique variqueuse se rencontrent fréquemment chez le même sujet. Nombre de malades, en effet, qui viennent à Bagnoles-de-l'Orne souffrent de manifestations douloureuses des articulations, des nerfs et des veines. Ces malades ont eu dans leur jeunesse des migraines, des éruptions prurigineuses, des affections respiratoires à forme spasmodique ; plus tard, ils ont souffert de dyspepsie, d'asthme, de névralgie, de gravelle ; ils font maintenant de la sclérose et le processus de dégénérescence se portant de préférence sur les grandes articulations, les vaisseaux et les nerfs, se traduit par des douleurs et des troubles dont l'intensité est en rapport avec le degré d'altération de ces différents organes et par les symptômes bien connus de l'angiosclérose. C'est presque toujours chez les ar-thritiques maigres que l'on rencontre ces lésions de dégénérescence, le processus dia-thésique se traduisant de préférence chez les arthritiques gras par des maladies de nutrition, proprement dites, gravelle, goutte, diabète, coliques hépatiques, néphrétiques, etc.

2° Que chez les névropathes, les neuro-
arthritiques, l'afflux sanguin qui se produit
chaque mois vers les organes du petit bassin
ne reste pas limité à ces organes, mais s'étend
aux veines des membres inférieurs qu'il rend
turgescentes et qu'il finit, à la longue, par
distendre d'une façon définitive quand leurs
parois présentent une faiblesse contre nature,
ou sont altérées, ou bien dont il aggrave ou
ravive les lésions anciennes. Il suffit, pour s'en
convaincre, d'interroger avec soin les malades
atteintes de varices ou convalescentes de phlébite des membres inférieurs. Presque toutes
vous répondent qu'elles souffrent beaucoup
plus de leurs varices ou de leurs veines anté-
rieurement enflammées pendant les quatre ou
cinq jours qui précèdent les règles, parfois
même qu'elles n'en souffrent qu'à ce moment
et que la souffrance disparaît en général, mais
non toujours, dès que l'écoulement sanguin se
produit, c'est-à-dire dès que cesse l'hyperten-
sion veineuse, dès que la décongestion se fait.
Ce retentissement du molimen menstruel se
fait sentir sur toutes les veines dont l'intégrité
est compromise, aussi bien aux membres inférieurs qu'aux membres supérieurs, et d'une
façon générale sur tous les organes en état de
souffrance, que cette souffrance reconnaisse
pour cause une lésion matérielle ou un trouble
d'ordre purement dynamique. Il peut devenir

le signe révélateur d'une lésion qui n'était, jus-
que-là, que soupçonnée ; toutes les fois, en
effet, qu'une malade se plaint de ressentir,
depuis quelque temps seulement, au moment
de ses règles, des douleurs dans les jambes,
soit sur le trajet des saphènes, soit dans la
profondeur des muscles du mollet, on peut
affirmer avec certitude qu'il existe dans le
premier cas une altération des parois veineuses,
dans le second cas des varices internes.

*
* *

On voit que dans toutes les affections justiciables de Bagnoles-de-l'Orne, la congestion
passive, la stase sanguine, qu'elle soit provoquée subitement par un barrage vasculaire ou
lentement par la faiblesse organique des
veines, par l'altération de leurs parois, par
des poussées de nature diathésique, par le
défaut de régression ou l'inflammation d'un
organe, tient une large place et joue un rôle
prédominant. Pendant longtemps, elle laisse
intactes les parois vasculaires ; si on pouvait
la supprimer à cette période, les vaisseaux et
les organes se retrouveraient avec leur intégrité organique ou à peine touchés, mais à la
longue elle finit par déterminer des lésions
irritatives, péricapillaires, qui, gagnant de
proche en proche, atteignent toute l'épaisseur
des parois vasculaires, ou une inflammation

interstitielle qui s'étend à l'utérus tout entier.

En supprimant la congestion à cette période, dite de sclérose, on arrête le processus sclérogène, on empêche de s'accroître les lésions qu'il a engendrées, mais on ne les supprime pas ; tout au plus peut-on espérer la rétrocession légère des plus récentes. C'est à la période congestive des affections veineuses ou utérines que l'eau de Bagnoles donne des résultats cliniques si remarquables. En supprimant la congestion, elle supprime l'affection elle-même, elle prévient son évolution ultérieure vers la sclérose et favorise le retour, *ad integrum*, de l'organe atteint. Plus tard, son efficacité est moindre, mais elle est encore salutaire puisqu'en combattant la stase, elle corrige, modère ou ralentit toujours plus ou moins le processus sclérogène qui chaque jour aggrave les lésions existantes.

Mais, dans toutes ces affections, il est de toute nécessité, si l'on veut obtenir la guérison, ou tout au moins une amélioration notable, de varier le mode d'administration des bains selon le tempérament du malade, bien plus encore que selon l'affection dont il est atteint.

Dans ce travail consacré, exclusivement, à l'étude des affections justiciables de Bagnoles-de-l'Orne, je ne puis que résumer très brièvement les indications à remplir ; indications que j'ai, d'ailleurs, développées dans une publication précédente : aux malades dont les lésions sont torpides et atones, dont les réactions sont languissantes, insuffisantes ou nulles, conviennent les bains chauds à 35° et au-dessus, les bains longs et répétés chaque jour pendant toute la durée de la cure ; aux névropathes, aux neuro-arthritiques à tissus irritables et à réactions vives dépassant facilement le but conviennent, au contraire, les bains légèrement au-dessous de 35°, et courts, ou les bains chauds et longs, mais espacés, donnés par séries de 4 ou 5 bains avec un jour de repos entre chaque série.

*
* *

Mais, me direz-vous : les rhumatismes chroniques ne coïncidant pas avec un état douloureux des veines, les reliquats inflammatoires de la goutte, la gravelle, les dyspepsies, les entérites, les dermatoses, les états neurasthéniques ne sont-ils pas justiciables de Bagnoles-de-l'Orne ? Pas au même titre. Ces différentes affections ne constituent que des indications secondaires pour Bagnoles ; quelques stations réclament tout spécialement et à bon droit les malades qui en sont atteints ; Aix, Bourbonne et toutes les eaux hyperthermales, en général, réclament les rhumatisants ; Contrexéville, Vittel, les goutteux et les graveleux ; Vichy, Pougues, les dyspeptiques ; Uriage, Saint-Gervais, la Bourboule, etc., les cutanés, ce qui n'empêche pas tous ces malades de bien se trouver d'une cure à Bagnoles, si des raisons spéciales de commodité ou de famille leur font préférer cette station. Ce sont les rhumatisants torpides, les goutteux articulaires et les dyspeptiques atones, les malades atteints d'affections cutanées légères qui retirent les meilleurs effets d'une cure à Bagnoles. Les rhumatisants doivent choisir les mois de juillet et d'août ; ce sont pour eux les mois les plus favorables.

*
* *

Quant aux neurasthéniques, il n'existe pas de station qui leur soit véritablement spéciale; on les envoie, de préférence, dans les stations balnéaires où, aux bons effets d'une cure thermale appropriée à leur état, viennent s'adjoindre les influences bienfaisantes d'un milieu calme et reposant. A cet égard il est difficile de trouver une station mieux partagée que Bagnoles-de-l'Orne : Sa faible altitude (deux cent quarante mètres, à peine, au-dessus du niveau de la mer), son air pur et vivifiant, tout imprégné de senteurs balsamiques, son climat sédatif, la beauté de ses sites qui lui ont valu le nom de petite Suisse normande, sa magnifique forêt, ses coteaux ensoleillés couronnés de pins au milieu desquels s'élèvent de coquettes villas, l'absence de distractions bruyantes, le calme de la vie en plein air et l'action reposante d'une belle nature en font, non seulement une station de villégiature pour les enfants, les convalescents, les anémiés, les fatigués par les travaux intellectuels, ou le séjour des grandes villes, mais encore une station de choix pour les névropathes et les neurasthéniques.

Paris. — Imp. Jean Gainche, 15, rue de Verneuil.

www.ingramcontent.com/pod-product-compliance
Lightning Source LLC
Chambersburg PA
CBHW070741210326
41520CB00016B/4539